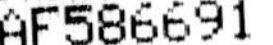

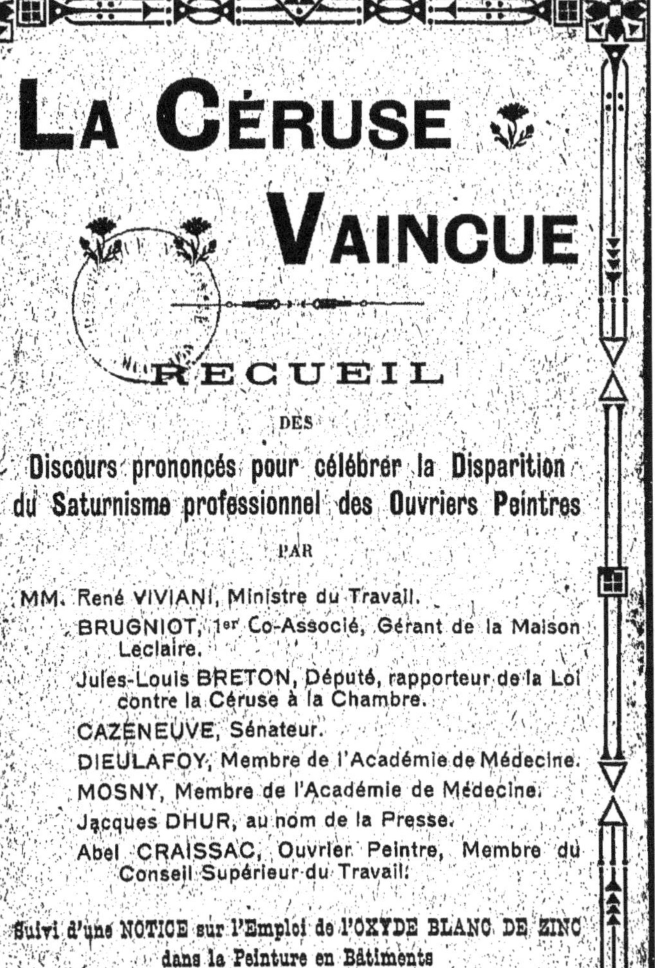

LA CÉRUSE VAINCUE

RECUEIL

DES

Discours prononcés pour célébrer la Disparition du Saturnisme professionnel des Ouvriers Peintres

PAR

MM. René VIVIANI, Ministre du Travail.

BRUGNIOT, 1er Co-Associé, Gérant de la Maison Leclaire.

Jules-Louis BRETON, Député, rapporteur de la Loi contre la Céruse à la Chambre.

CAZENEUVE, Sénateur.

DIEULAFOY, Membre de l'Académie de Médecine.

MOSNY, Membre de l'Académie de Médecine.

Jacques DHUR, au nom de la Presse.

Abel CRAISSAC, Ouvrier Peintre, Membre du Conseil Supérieur du Travail.

Suivi d'une NOTICE sur l'Emploi de l'OXYDE BLANC DE ZINC dans la Peinture en Bâtiments

Du Décret du 18 Juillet 1902 et de la Loi de 1909

PRIX : 1 FR. 25

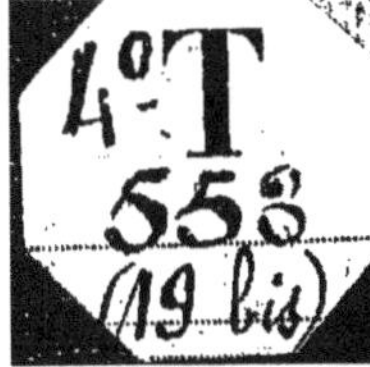
4°T 553 (19 bis)

La Céruse vaincue

4° T
553
(19 bis)

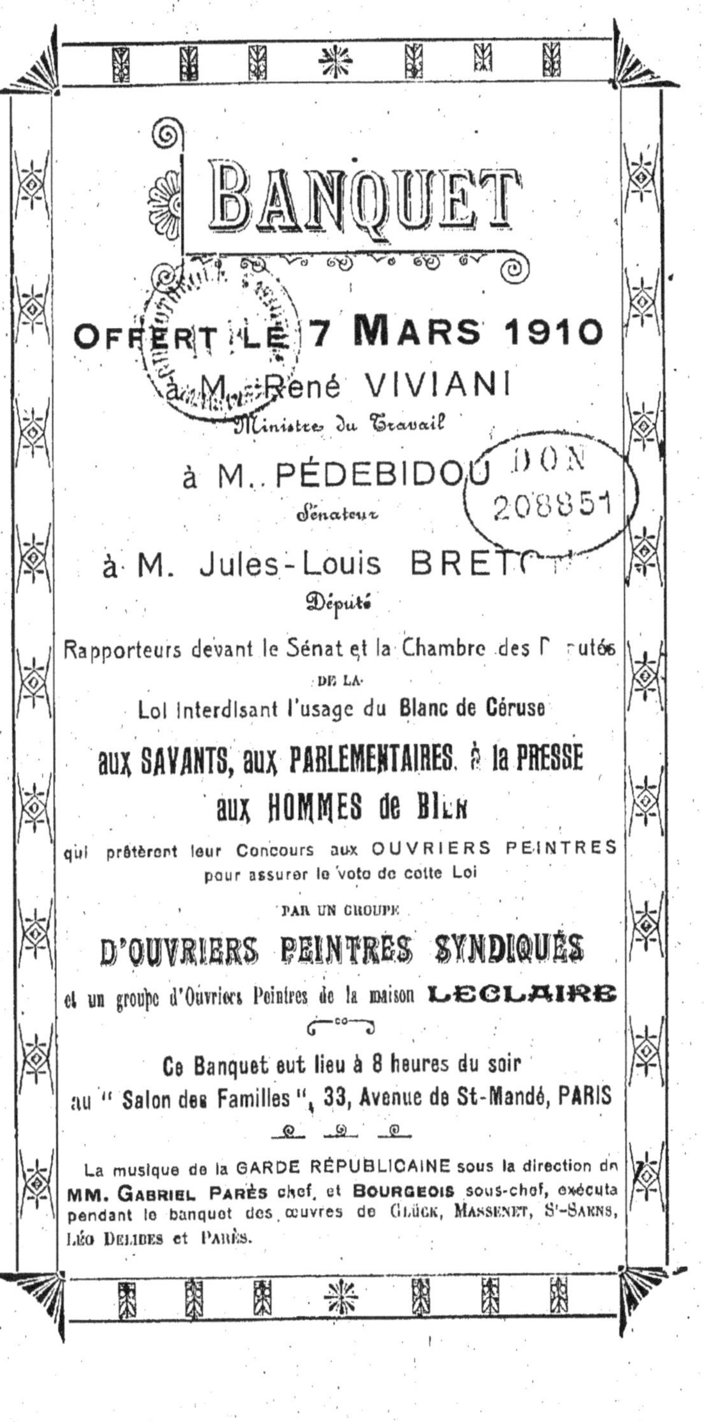

BANQUET

OFFERT LE 7 MARS 1910

à M. René VIVIANI

Ministre du Travail

à M. PÉDEBIDOU

Sénateur

à M. Jules-Louis BRETON

Député

Rapporteurs devant le Sénat et la Chambre des Députés

DE LA

Loi interdisant l'usage du Blanc de Céruse

aux SAVANTS, aux PARLEMENTAIRES, à la PRESSE

aux HOMMES de BIEN

qui prêtèrent leur Concours aux OUVRIERS PEINTRES pour assurer le vote de cette Loi

PAR UN GROUPE

D'OUVRIERS PEINTRES SYNDIQUÉS

et un groupe d'Ouvriers Peintres de la maison **LECLAIRE**

Ce Banquet eut lieu à 8 heures du soir au " Salon des Familles ", 33, Avenue de St-Mandé, PARIS

La musique de la GARDE RÉPUBLICAINE sous la direction de MM. GABRIEL PARÈS chef, et BOURGEOIS sous-chef, exécuta pendant le banquet des œuvres de GLÜCK, MASSENET, St-SAENS, LÉO DELIBES et PARÈS.

DON 208851

LA CÉRUSE VAINCUE

RECUEIL

Des Discours prononcés au Banquet du 7 Mars 1910

POUR CÉLÉBRER LA DISPARITION

DU SATURNISME DES OUVRIERS PEINTRES

Cinq cent vingt-six parlementaires, médecins, chimistes, journalistes, ouvriers peintres avaient pris place autour de M. René VIVIANI, Ministre du Travail, président.

Lorsque fut venue l'heure des toasts, M. le Ministre donna la parole à M. Abel Craissac, qui s'exprima en ces termes :

Mesdames, Messieurs, mes chers Camarades,

En me chargeant de vous parler en leur nom, les organisateurs de ce banquet m'ont confié une précieuse mais bien lourde tâche. Je dois à la vérité de reconnaître qu'en l'acceptant j'ai très largement escompté votre extrême bienveillance.

Nous devons d'abord vous donner connaissance des lettres d'excuse qui nous sont parvenues. Trop nombreux, hélas, sont nos amis que la maladie, l'éloignement ou les affaires, arrachent ce soir aux manifestations de notre reconnaissance, et les touchantes marques d'affection qu'ils nous prodiguent dans leurs lettres, augmentent encore, au lieu de l'atténuer, le regret que nous éprouvons de leur absence.

Messieurs, pour qu'on puisse se rendre un compte exact des sentiments qui animent les ouvriers peintres à l'égard de ceux qui les ont aidés à écarter le péril saturnin, il faut se reporter à presque 10 ans en arrière. Quel était, à ce moment, pour ce qui concerne l'hygiène professionnelle, la situation de notre corporation. Elle était lamentable, on doit le reconnaître. La céruse, répandue partout, s'employait sans précautions et son usage était affranchi de toute réglementation, de tout contrôle.

De ci, de là, des Syndicats épars, conscients du danger, capables d'en déceler la cause, mais par contre impuissants à la supprimer. En 1900, se produisit un phénomène social : les Syndicats d'ouvriers peintres se réunirent, ils créèrent entre eux un lien puissant, leur Fédération nationale, dont le premier cri — cri instinctif — fut un retentissant cri d'alarme, le premier acte, une déclaration de guerre au mortel carbonate de plomb, et, de tous les côtés, les secours lui parvinrent. On vit les savants descendre de leur tour d'ivoire et tendre aux ouvriers peintres une main fraternelle.

Ce furent Laborde, Brouardel et Berthelot sur les tombes desquels, ce matin, en votre nom à tous, nous avons déposé des fleurs. *(Applaudissements).*

Puis la Franc-Maçonnerie Universelle qui mit au service de notre juste cause sa haute autorité morale et sa force, grâce auxquelles nous devînmes invincibles. Que MM. Bouley et Mill qui la représentent ici veuillent bien dire au Conseil de l'Ordre, toute notre reconnaissance.

Ce furent le docteur Félix-Brémond, le docteur Layet, le docteur de Nabias, M. Frantz-Jourdain et M. Malézieux, architectes, M. Clemenceau avant qu'il devienne ministre, M. Arthur Fontaine, l'éminent et sympathique directeur du Ministère du Travail, M. Isidore Finance, notre ancien collègue, aujourd'hui sous-directeur du Ministère du Travail, qui nous montre que, comme la presse, la peinture mène à tout, à la condition d'en sortir, M. Brice, dont je salue la présence, et aussi l'Association de l'Hygiène et de la Sécurité des Travailleurs dont l'aide efficace survenant au moment opportun assura notre victoire.

Je n'aurai garde d'oublier dans nos remerciements ces courageux amis qui ont nom Bertillon, directeur du service statistique de la Ville de Paris, Brugniot, Cros, directeurs de la Maison Leclaire, Levrault, Paul Boncour, Métin, Meslier, Willm, Rouanet, Brousse, Flaissières, Constans, Chanot, sénateurs et députés, Ogier, le grand chimiste, et tous les collaborateurs ignorés de la Presse, dont j'ai la joie car ils sont mes bons et sincères camarades, de constater la présence ce soir.

Lorsque, grâce au concours des savants et des journalistes, nous eûmes pu saisir l'opinion, les pouvoirs publics à leur tour intervinrent, et nous vîmes le blanc de céruse interdit dans les travaux administratifs. L'État, les départements, les communes, prirent des mesures rigoureuses contre lui.

Je dois rendre ici l'hommage qu'il mérite si complètement à un ministre auquel les travailleurs doivent beaucoup, parce que, toujours, il plaça au-dessus de toute autre considération le souci des intérêts ouvriers et parce qu'en l'espèce il s'employa avec passion à assurer une efficace protection à la santé des ouvriers peintres.

C'est de M. Pierre Baudin, qui a bien voulu lui aussi, nous honorer de sa présence ce soir, que je parle. M. Baudin qui sait combien les préjugés sont difficiles à déraciner, organisa, étant ministre, une enquête auprès des Ingénieurs des Ponts et Chaussées, et les résultats de cette enquête furent tels que, par un décret qui est encore en vigueur, il interdit l'usage de la céruse dans les travaux de l'Administration. *(Applaudissements, cris, Vive Baudin.)*

L'enquête organisée par M. Baudin eut d'autres résultats, car elle nous fut d'un grand secours pour arracher au Sénat la décision définitive d'interdiction de la céruse à l'extérieur des bâtiments, dans l'industrie privée, car, en même temps que dans les travaux d'administration on interdisait l'usage de la céruse, nous réclamions et préparions la même interdiction dans les travaux de l'industrie privée. C'est M. Trouillot, alors ministre du Commerce, aujourd'hui Ministre des Colonies, qui porta le premier coup au blanc de céruse, dans son emploi chez les particuliers. Notre ami si dévoué a bien voulu déléguer ce soir le plus qualifié de ses représentants, M. Pierre Trouillot, son fils. M. Trouillot, après avoir, par un décret qui a gardé son nom, réglementé l'usage du blanc de céruse, a préparé le projet de loi qui est enfin voté. M. Pierre Trouillot voudra bien dire à son père toute la reconnaissance que lui ont les ouvriers peintres pour son excellente action. *(Vifs applaudissements.)*

Mais assurer le vote d'un projet de loi, Messieurs, ce n'est pas chose facile, et nous en avons fait la dure expérience. Il a fallu, pour que celui qui nous intéresse soit voté, que la presse insistât, — et on a même dit qu'elle avait insisté outre mesure — et qu'elle soulevât à plusieurs reprises l'opinion publique. Cela était indispensable pour vaincre l'inertie de certains législateurs hostiles à la réforme. Il a fallu aussi que des parlementaires embrassent notre cause, et je ne saurais trouver d'expression pour dire tout ce que nous devons au citoyen Jules-Louis Breton. Chaque fois que nous avons été frapper à sa porte, nous avons trouvé chez lui le meilleur accueil, un dévouement sans bornes, et c'est bien du fond du cœur qu'au nom de mes camarades, je lui dis, merci.

Citoyen Breton, votre nom, ne sera pas oublié de si tôt, par les ouvriers peintres, car ils savent que si le projet de loi qui interdit l'usage de la céruse a été voté, c'est grâce au concours de tous les instants que vous nous avez prêté. (*Vifs applaudissements*).

Au Sénat nous avons trouvé des champions ardents, M. Daumy, M. Cazeneuve, qui sont là, à nos côtés ; M. le Docteur Peyrot, M. Mascuraud, M. Léon Labbé, M. Pédebidou, M. Poirrier, le regretté M. Collinot et tant d'autres que j'oublie et qui nous pardonneront bien volontiers.

A certains moments, il n'était pas commode d'arracher au Sénat le vote des lois d'intérêt social, mais sous l'effort de nos éminents et vaillants amis, la Haute-Assemblée devait céder, c'est ce qui arriva après de longues années de luttes incessantes au cours desquelles il nous fut donné d'assister aux plus extraordinaires manifestations d'inertie parlementaire. Certes, il fallut batailler énergiquement mais enfin le Sénat a voté l'interdiction de la céruse sans accorder aux fabricants l'indemnité qu'ils réclamaient, se refusant ainsi à créer un précédent dangereux pour les futures réformes sociales.

Messieurs ; il faut avoir entendu les discussions du blanc de céruse devant la Haute-Assemblée, pour apprécier l'influence du verbe de notre Ministre du Travail. M. Viviani, vous le savez, est un militant dévoué ; depuis quinze ans bientôt, que je le connais pour combattre à ses côtés, j'ai pu, personnellement, m'en convaincre maintes fois, mais c'est aussi un charmeur ; et il a charmé les sénateurs, et sans son charme et sa ténacité nous n'aurions peut-être jamais obtenu ce qu'il réclamait. Qu'il soit glorifié pour tout le bien que nous lui devons. (*Vifs applaudissements répétés*).

Notre joie est grande de posséder ce soir, avec M. le Docteur Mosny, dont nous avons appris aujourd'hui seulement et un peu tardivement, l'entrée à l'Académie de Médecine, ce dont nous le félicitons (*applaudissements*)... l'illustre savant Dieulafoy, notre Commissaire du Gouvernement, qui, lui aussi, nous défendit, avec une chaleur, un talent et une science, au-dessus de tout éloge. *(Applaudissements)*.

Vraiment, Messieurs, pour dire certaines choses, la parole parfois est impuissante, et, comme personnellement, je n'ai pas usé mes culottes sur les bancs de l'école, je ne trouve pas les expressions convenables pour dire toute ma pensée, toute la vôtre, mes chers camarades. De nos cœurs débordant de reconnaissance, montent tumultueusement à nos lèvres des choses naïves, confuses, enthousiastes. Résolvons-les dans ce mot unique à l'adresse de ceux qui nous ont défendu ; merci.

Merci à tous, aux vivants comme aux chers disparus, depuis l'illustre et bienfaisant Jean Leclaire, ouvrier peintre de de génie et de courage, qui commença l'œuvre salvatrice, jusqu'au Ministre du Travail qui l'acheva en la parant de toute la joliesse de son admirable talent. *(Applaudissements prolongés)*.

Messieurs, on a beaucoup discuté sur le caractère de la lutte menée contre la céruse. Voilà, pour fixer les indécis, comment elle apparaît à mes yeux. La lutte contre la céruse ne fut rien autre chose qu'un épisode de l'éternelle lutte du bien contre le mal. Nous avons pu faire triompher le bien et c'est cette victoire que nous célébrons ici. Nos adversaires étaient formidablement armés ; ils avaient une épée, la force de l'argent ; ils avaient une double cuirasse, l'indifférence et la routine... Pour avoir arraché la cuirasse, pour avoir brisé l'épée, bons ouvriers d'une œuvre excellente, encore une fois, soyez tous remerciés. *(Vifs applaudissements répétés)*

M. Le Ministre du Travail. — *La parole est à M. le député Jules-Louis* BRETON :

Mesdames, Messieurs,

Je croyais que mon rôle de rapporteur était terminé ; je m'aperçois qu'il n'en est rien, puisque c'est comme rapporteur que je suis appelé ce soir à vous dire quelques mots. Je serai d'ailleurs très rapide, car vous devez être impatients d'entendre les autres orateurs, en particulier M. Viviani.

Je ne veux pas reprendre ce qu'a dit Craissac. Je n'ajouterai qu'une chose : je féliciterai la Fédération des Peintres d'avoir choisi en lui un si bon défenseur. Il est évident qu'il n'a oublié que lui-même dans les bons ouvriers dont il parlait tout à l'heure. Il a une large part de mérite dans le vote de la loi, et grâce à ses soins continus, il était matériellement impossible à la Chambre d'oublier ce projet de loi *(Applaudissements ; cris, vive Craissac).* Il est évident qu'il a fallu que nous soyons forts des forces de tous ; il a fallu que la presse crie, de son côté, aussi fort que possible, et nous avons ce soir ici même, parmi les différents journalistes, deux représentants de deux grands journaux parisiens qui ne sont pas souvent d'accord l'un et l'autre : « *Le Journal* » et « *Le Matin* », sans cesse en lutte tous les deux ; tous les deux ont lutté contre la céruse ; il y a eu entre eux une noble émulation : lorsque « *Le Matin* » a organisé sa large enquête dans le corps médical, immédiatement « *Le Journal* » répondit en organisant le grand meeting du Trocadéro, où Jacques Dhur prit si éloquemment la parole, où une conférence fut faite par le docteur Mosny qui parla, avec sa sûre et précise éloquence contre la céruse, conférence placée sous les hauts patronages de Berthelot et de Brouardel, présidée par le Docteur Dieulafoy, qui apporta au Sénat des documents si définitifs, comme cette enquête faite le même jour, à la même heure, dans toute la ville de Paris, et qui montrait qu'à la même heure, c'étaient presque 75 ouvriers saturnins qui entraient dans les hôpitaux parisiens.

Que Craissac me permette d'ajouter un mot à ce qu'il disait. Certes, Viviani a déployé une merveilleuse éloquence au Sénat, mais il a fait plus : il a eu une ténacité merveilleuse, et il a fait, pour la loi contre la céruse, ce que peu de ministres auraient fait à sa place. Je tiens à rappeler un fait :

Je me souviens qu'un jour, c'était tout à la fin de la discussion de la loi, en juillet dernier, à un moment où elle faillit aboutir, nous nous sommes rendus au Sénat pour tâcher de faire convoquer la Commission sénatoriale ; nous avons cherché le président, nous ne l'avons pas trouvé ; nous nous sommes rendus à son domicile personnel, il n'était pas là ; on nous a dit qu'il devait prendre le train à 4 heures nous nous sommes rendus avec M. Viviani à la gare

Montparnasse, où pendant plus d'une heure nous avons attendu M. Labiche, et la chose n'était pas ordinaire, de voir un ministre, pour activer le vote d'une loi, attendre pendant une heure sur le quai d'une gare, le président d'une commission sénatoriale ! *(Applaudissements et rires)*.

C'est grâce à tous ces efforts que la loi a pu aboutir. C'est maintenant chose faite, la loi est votée. Chose faite, c'est peut-être trop dire : il ne suffit pas de voter une loi, il faut l'appliquer, et c'est vous, ouvriers peintres, qui devez entrer en lutte pour faire appliquer la loi. Certes, je ne veux pas que vous doutiez du Gouvernement. Mais pour appliquer une loi sociale, il faut l'effort de tous les ouvriers, des syndicats, des travailleurs qui veillent au grain. La loi entre en vigueur dans quelques années ; organisez-vous dès maintenant pour qu'elle soit applicable, appliquée au plus tôt, et lorsque la céruse sera définitivement morte, on pourra dire que la science et le progrès ont remporté une grande victoire contre les préjugés et contre la routine. *(Vifs applaudissements)*.

M. le Ministre du Travail. — *La parole est à M. Jacques DHUR, qui va parler au nom de la Presse :*

Je me réjouis, je me félicite, et ce sera là une des fiertés de ma vie d'écrivain d'avoir été, dans l'œuvre accomplie aujourd'hui, un des ouvriers de la première heure.

Tout à l'heure, le député Breton parlait de la manifestation du Trocadéro, et pendant qu'il parlait, me reportant sept années en arrière, je me revoyais, je revivais aussi cette manifestation grandiose, où j'ai clamé les tortures des peintres, ayant à mes côtés, près de Dieulafoy, tout ce que la science compte d'illustrations, des hommes que tout à l'heure énumérait Craissac, les Mosny, les Chantemesse, les Brouardel, les Huchard et aussi Berthelot qui aujourd'hui, au Panthéon, dort son grand sommeil. A ce moment il y avait, à à la sortie du Trocadéro, il y avait là tous les peintres en bâtiment. Je les revois encore, avec vous, mon vieux camarade Robert, à leur tête ; je les revois encore, processionnant dans la nuit des torches rougeoyantes, et, marchant devant eux, des victimes de l'effroyable poison, qui, ceux-là, ilotes volontaires, s'en allaient par les rues de la grande cité, montrant leurs membres estropiés, leurs muscles atrophiés, et clamant leur épouvantable et terrifiante misère! *(Applaudissements).*

Ce soir-là, vous aviez avec vous les savants, les médecins, les architectes, les étudiants, tous ceux qui savent, tous ceux qui pensent. Le lendemain, leur nombre s'était grossi de tous les gens de cœur, de toutes les femmes, de toutes les mères, de tous les êtres de pitié qui ont souci de l'humanité.

C'était la presse qui, en relatant la procession dont je parlais, cette procession à la fois si émouvante et si tragique, qui les avait gagné à votre cause, cette presse dont on dit tant de bien et tant de mal, cette presse, qui, en vérité, est bien comme la lampe d'Ésope, ce qu'il y a de plus mauvais, mais aussi ce qu'il y a de meilleur. C'est Craissac qui est venu au *Journal* me dire quelles étaient vos souffrances et m'étaler vos misères. Et alors, j'ai bataillé, j'ai bataillé ardemment, âprement, pour que justice fût rendue aux peintres. Il y a eu là — tout à l'heure Breton le rappelait — il y a eu là entre deux grands journaux une émulation qu'il serait à souhaiter qu'elle existât toujours lorsqu'il y a une injustice à réparer! *(Applaudissements).*

Vous avez hâte d'entendre mon éloquent ami René Viviani. Eh bien, je terminerai en disant que la presse, en cette affaire, la presse a fait que les efforts des savants, isolés jusque-là, de tous ces savants qui, depuis un demi-siècle, clamaient dans le désert, de tous ces savants qui étaient autant de leviers impuissants parce qu'épars, la presse les a fondus en un seul, formidable celui-là et en a fait un des grands instruments de votre libération! *(Vifs applaudissements).*

M. le Ministre du Travail. — *La parole est à M. le sénateur CAZENEUVE :*

Mesdames, Messieurs,

Il paraît que je suis désigné pour prendre la parole — je ne dirai pays au nom de mes collègues du Sénat — mais pour prendre la parole comme sénateur. Je ne regrette qu'une chose, c'est qu'on n'ait pas confié ce mandat à M. Pierre Baudin, dont on faisait l'éloge tout à l'heure, et qui, par la plume et la parole, s'est toujours dévoué aux choses généreuses ; à mon ami Daumy, dont le sens pratique est toujours ouvert à la défense aussi des causes nobles et généreuses.

Messieurs, puisque j'ai un mandat je serai bref. Je n'ai été qu'un simple soldat mêlé à la bataille, qui ai tiré quelques coups de fusil de ci, de là, et, Messieurs, je ne suis pour rien dans la victoire. C'est à M. Viviani, l'organisateur réel de la victoire, que doivent aller tous vos remerciements.

Tout à l'heure on faisait l'éloge de mon excellent collègue Breton, et on a eu raison. Au Sénat, les choses n'allaient pas toutes seules ; il fut un instant où un rapporteur publia un bien gros volume pour soutenir que la céruse n'était pas un poison ; l'opinion publique fut même émue par cette affirmation inattendue. Notre ami Breton, qui ne désarme jamais, s'est dit : « Si certains, peu au courant, mesurent le poids des arguments au poids du papier, je m'en vais lui opposer un rapport tout à fait sérieux ». Et notre ami a publié un gros volume, qui pèse beaucoup, mais qui, surtout, nous a apporté un faisceau considérable d'arguments et qui restera, je ne dis pas dans les débats parlementaires pour être consulté, mais qui restera dans les études et travaux sur l'hygiène. Car notre ami a passé ses vacances, non seulement à faire ce volume, mais à faire des expériences, des expériences intéressantes, concluantes.

Mesdames, Messieurs, vous avez rempli un devoir ce matin, que signalait tout à l'heure mon excellent ami Craissac, qui m'a ému profondément : vous avez rendu hommage à ces avocats éminents de votre cause, de la bonne cause, et je suis sûr que vos esprits se sont élevés plus haut. En rendant hommage à ces défenseurs de l'hygiène sociale, à ces défenseurs des peintres, vous avez voulu rendre hommage aussi à la science, à cette fée merveilleuse qui prépare tous les progrès et qui assure, dans un avenir peut-être lointain, cela est vrai, qui assure certainement, on peut dire, la sécurité des travailleurs contre tous les risques professionnels. Ah ! il faut du temps, beaucoup de temps, pour arriver à réaliser le progrès. Il ne suffit pas qu'un homme de génie, qu'un homme généreux, qu'un homme avisé comme Leclaire vienne démontrer par l'expérience qu'on peut substituer à un poison dans une industrie, sans que le côté technique en souffre, qu'on peut substituer une substance inoffensive... cela ne suffit pas ; pendant quarante ans cette expérience est restée lettre morte, en quelque sorte. Il a fallu que l'opinion publique fut réellement saisie, éclairée et émue ; que les savants s'en mêlassent, que les parlementaires eux-mêmes fussent chapitrés et prêchés, pour que cette idée fit quelques progrès et pour qu'enfin on aboutit au résultat.

Et, certes, dans cette grosse question du saturnisme, nous avons résolu une petite partie du problème. Je n'ai pas à énumérer ici ces industries fâcheuses où le plomb fait encore des ravages ; ce sera l'œuvre de demain. Tous les jours, la science découvre des méthodes nouvelles, substitue aux substances dangereuses des substances qui ne sont pas nocives... Aussi je lève mon verre aux progrès de la science, à ceux qui se consacrent à cette œuvre indéfinie qui doit contribuer à l'amélioration du sort de l'ouvrier, à tous les progrès d'hygiène sociale, à vous tous, à votre santé ! *(Vifs applaudissements).*

M. le Ministre du Travail. — *Je donne la parole au professeur DIEULAFOY, membre de l'Académie de Médecine, qui fut au Sénat, comme Commissaire du Gouvernement, mon compagnon de bataille.*

Monsieur le Ministre,
Mesdames, Messieurs,

En me trouvant ici ce soir au milieu de vous, il me semble vraiment que je me retrouve au milieu d'anciens amis, de ces amis qui laissent une grande trace dans l'existence, et en effet, depuis un grand nombre d'années, je vous ai suivis de très près, vous et vos aînés. Déjà, comme étudiant en médecine, et plus tard comme chef de service, il m'a été donné de vous soigner, il m'a été donné d'essayer de limiter en quelques points vos souffrances; et vous savez peut-être combien, dans nos services hospitaliers, nos confrères et nous, nous étions à votre dévotion, et, disons le mot, tout à vos ordres *(Applaudissements).*

Eh bien, Messieurs, depuis cette époque déjà lointaine, ce n'est pas par centaines, c'est par milliers que mes confrères et moi, nous avons vu défiler les victimes de cette terrible intoxication saturnine. Que de fois il m'est arrivé de donner des soins à des ouvriers peintres qui nous arrivaient avec ces terribles coliques saturnines qui les torturent. Que de fois il nous est arrivé de voir venir dans nos salles ces peintres atteints de paralysie, la paralysie des muscles extenseurs — pardon si je vous cite quelques mots scientifiques — paralysie du poignet, de la main, de l'avant-bras, paralysie rebelle qui résistait parfois à tous nos soins, et rendait l'ouvrier impotent pour bien des années ! Que de fois il nous est arrivé de voir venir des peintres encore jeunes, que marquait le sillon de l'artério-sclérose, chez lesquels l'intoxication avait marqué les stigmates de l'artério-sclérose ! Que de fois il nous est arrivé d'étudier de près cette intoxication terrible, plus terrible parce qu'elle fait moins de bruit que les autres, intoxication lente, progressive, qui s'abat sur le rein, qui détermine la néphrite saturnine avec tous ses symptômes, et qui en fin de compte se termine malheureusement trop souvent par la terrible urémie, et par la mort !

Pardon, Messieurs, pardon, Mesdames, si je rappelle ici de pareils souvenirs ; ils ne se présenteront plus dans l'avenir, je l'espère. Il fallait bien revenir sur le passé, et bien souvent, nous médecins, nous nous sommes dit : « Mais comment se fait-il que le législateur ne défende pas une cause si juste, et comment se fait-il qu'il ne prenne pas à partie l'intoxication saturnine ? » Mais, Messieurs, quelque justes que soient les causes, la justice et la vérité sont des choses qui ne marchent pas si vite, malheureusement ; elles vont lentement, habituellement très lentement, d'un pied boiteux, mais elles avancent, néanmoins, elles finissent par triompher, surtout quand elles ont pour porte-drapeau des hommes d'action, des hommes d'énergie, de bonne volonté, et vous avez tous senti que je fais allusion ici à notre président, au ministre Viviani. *(Applaudissements.)*

C'est donc lui, Messieurs, qui a décidé la victoire ; c'est lui qu'il faut remercier. C'est lui que nous voyons ce soir, le verre à la main, dans la joie de cette fête de famille. Quant à moi, je n'ai été presque pour rien dans l'affaire du Sénat ; on a bien voulu me confier le soin de défendre au Sénat le côté scientifique de la question comme commissaire du Gouvernement, mais qu'ai-je fait ? Je me suis placé tout simplement sur le terrain scientifique. J'ai fait appel à tous mes confrères ; ils m'ont fourni des documents, je n'ai eu qu'à les étaler sous les yeux du Sénat ; mais je l'ai fait avec cœur, parce qu'il s'agissait d'une de ces grandes causes sociales qui me sont chères !

Maintenant, Messieurs, qu'il me soit permis de vous remercier du grand honneur que vous m'avez fait en me conviant à cette fête de famille. Qu'il me soit permis de boire à votre grand succès, et en même temps à votre santé, puisque le fléau n'existe plus pour vous. *(Vifs applaudissements.)*

M. le Ministre du Travail. — *Je donne la parole à M. le docteur MOSNY, membre de l'Académie de Médecine et du Conseil Supérieur d'Hygiène publique de France.*

Monsieur le Ministre, Mesdames, Messieurs,

Je vous remercie, Monsieur le Ministre, de me donner la parole ; mais vraiment, je n'y comptais pas.

Je rappellerai simplement que quand mon collègue et ami Craissac est venu me demander de faire une conférence au Trocadéro, il m'a trouvé dans d'excellentes dispositions, parce qu'à ce moment-là, quelque chose m'avait frappé : c'était un accident particulièrement grave du saturnisme, c'était la méningite saturnine, — et quand Craissac est venu me demander d'intervenir contre ce poison, je lui ai répondu : « C'est une affaire entendue, je marche ». Et j'ai marché. *(Applaudissements)*.

Mais si j'ai marché avec la conviction profonde que me donnait mes études antérieures, à qui le devais-je ? A un homme dont mon ami Craissac et dont vous tous gardez le souvenir, à celui dont ce matin nous évoquions le souvenir, à celui sur la tombe de qui nous sommes allés porter quelques fleurs, je veux parler de mon maître Brouardel. Quand il a dit « je marche » j'ai répondu, « je marche aussi », et il a fait triompher votre cause. Aussi, quand vous avez déposé sur sa tombe les fleurs de la reconnaissance, j'étais profondément ému, et je vous remercie tous de votre bienveillant souvenir vis-à-vis de mon patron.

J'ai l'air de vous dire des choses bien tristes, mais non ; je crois être l'interprète fidèle de la pensée de mon maître regretté en disant que ce ne sont pas des choses tristes.

Mais ce n'est pas tout. Nous avons marché, c'est très bien, mais il ne faut pas nous arrêter, parce que nous avons bien d'autres choses encore à faire, et les hygiénistes, les médecins, sont vos collaborateurs les plus indiqués, les plus dévoués ; vous les avez trouvés, vous les trouverez toujours pour défendre les grandes lois sociales dans lesquelles l'hygiène intervient dans une si large mesure, — c'est pour cela que quand le Ministre actuel du Travail est arrivé au ministère, j'ai regretté un peu de ne pas le voir prendre l'hygiène, de ne pas le voir prendre en main ce merveilleux ministère du travail et de l'hygiène sociale, car les deux choses s'accouplent souvent, et c'est par elles que vous obtiendrez les plus solides réformes ; c'est dans cette réunion de l'hygiène et du travail que vous trouverez la meilleure base, parce qu'elle est inébranlable, et qu'en définitive, la vérité finit toujours par triompher.

J'ai grande confiance dans l'avenir, et c'est avec des parlementaires comme mon ami Breton, comme le Ministre du Travail, M. Viviani, que nous parviendrons à la victoire finale, non seulement pour la céruse, mais à la victoire totale, qui assurera la santé des classes du travail, des classes laborieuses, qui font l'avenir et la prospérité de notre pays. *(Vifs applaudissements)*

M. le Ministre du Travail. — *La parole est à M. BRUGNIOT, premier co-associé, gérant de la Maison Leclaire.*

M. Brugniot. — Monsieur le Ministre,
Mesdames, Messieurs,

Comme Directeur de la Maison Leclaire, j'ai l'honneur, tout d'abord, d'adresser en son nom, tous nos remerciements au Comité d'organisation du Banquet qui nous réunit aujourd'hui. *(Applaudissements.)*

Je croirais manquer à mon devoir si je n'adressais un

souvenir ému aux hommes de bien, aux savants disparus, qui ont combattu avec tant d'énergie et de talent pour faire triompher la cause du blanc de zinc.

A la mémoire de Berthelot, des docteurs Brouardel, Laborde, Dubois, l'hommage de notre pieuse reconnaissance !

A vous tous, Messieurs, au groupement d'ouvriers peintres qui, les premiers, menèrent la campagne contre la Céruse ; à vous, Messieurs les savants, qui, par vos travaux et votre dévouement, donnèrent tant de force à nos efforts ; à vous, Messieurs les Membres du Sénat et de la Chambre des Députés qui collaborèrent avec tant d'ardeur au vote de la loi ; à vous, Monsieur le Ministre du Travail qui, avec tant de courage, avez lutté pour le triomphe de cette loi d'humanité ; à la Presse, qui aida si puissamment la lutte contre la céruse, au nom de tous les Ouvriers peintres, Merci ! *(Applaudissements)*.

Comme inventeur du procédé de fabrication du Blanc de Zinc, Leclaire a bien mérité de l'humanité en sauvant tant d'existences.

Je vous demande la permission de vous montrer Leclaire sous une autre face.

Je voudrais vous le montrer comme précurseur, cherchant à réaliser autour de lui, dans sa Maison, et y réussissant, plus de Justice dans la répartition du produit du Travail arrivant petit à petit à l'Association complète du Capital et du Travail.

J'ai eu la bonne fortune, dans mon enfance, de connaître Leclaire et, parmi les convives de ce banquet, quelques-uns de nos vieux pensionnaires ont travaillé sous ses ordres.

Je puis donc rappeler devant eux la physionomie de Leclaire, cette physionomie spirituelle, expansive, joviale, où se lisaient tantôt la gravité, tantôt le recueillement avec son caractère d'intelligence et de dignité. Ce qui dominait surtout dans son caractère, c'étaient la Justice et la Bonté ; mais il nous faut remarquer combien il lui a fallu de courage, de persévérance pour mener à bien et faire triompher ses idées, même parmi ceux auxquels elles apportaient le bien-être et la sécurité du lendemain.

Sa grande œuvre fut surtout,

« L'Association de l'Ouvrier aux Bénéfices. »

Leclaire, après avoir quitté l'école primaire à 10 ans,

sachant bien juste lire et écrire, arrive à Paris à 17 ans et devient au hasard apprenti peintre.

Par un labeur acharné, servi par une intelligence hors ligne, il devient rapidement ouvrier, chef d'atelier. Pendant ce temps, dans les moments de repos, empruntant des livres à son patron, en achetant, il fait son instruction lui-même. Il fonde sa Maison en 1826, à l'âge de 25 ans. Le succès couronne ses efforts.

En 1838, il fonde notre Société de Secours Mutuels et c'est en voyant les ravages du saturnisme parmi ses ouvriers, que lui vient l'idée de rechercher un produit inoffensif.

Aidé d'Ernest Baduel et de l'illustre Chevreul, il se fait chimiste et en 1844 invente le moyen de fabriquer industriellement le blanc de zinc.

Mais dès 1842, il avait commencé la grande œuvre de sa vie en faisant ce qu'il appelait « Sa Révolution » : « La Participation de l'Ouvrier aux Bénéfices du Patron. »

Cette idée, regardée à cette époque par beaucoup comme une utopie, a fait son chemin depuis. La Maison Leclaire en est le plus grand exemple.

Cet exemple a été suivi dans le Monde entier, nous le propageons le plus que nous pouvons et, dans toutes les expositions universelles, nous nous faisons un devoir de faire connaître les résultats obtenus par la Maison Leclaire afin d'exciter une émulation profitable à tous.

Nos efforts ne sont pas perdus, car chaque année les demandes de renseignements qui nous sont adressées se font plus nombreuses.

Cependant la Participation seule ne suffisait pas à Leclaire, il voulait assurer la perpétuité de son œuvre, et en 1863, il associait complètement ses ouvriers par acte notarié, en prenant comme commandataire la Société de Secours Mutuels, dont les Membres deviennent par ce fait co-propriétaires du capital social de la maison, et il instituait les pensions de retraite pour ses vieux ouvriers.

Cette association fut complétée en 1869 par ce que nous appelons « la Charte du Travail associé », c'est-à-dire un Règlement fait en commun, instituant dans notre maison le principe électif : pour les chefs d'ateliers, les Membres du Jury des Récompenses aux Apprentis, les Membres du Comité de conciliation chargés de choisir les nouveaux

BIBLIOTHÈQUE

Membres du Noyau et de juger les infractions, et enfin pour les futurs Directeurs.

Les résultats de cette organisation sont connus de tous et ainsi se trouve réalisé le vœu que Leclaire émettait en 1864 quand il disait :

« Si vous voulez que je parte de ce monde, le cœur content, il faut que vous ayez réalisé le rêve de toute ma vie ; il faut qu'après une conduite régulière et un travail assidu, un ouvrier et sa femme puissent, dans leur vieillesse, avoir de quoi vivre tranquille, sans être à la charge à personne. »

Voilà la grande Œuvre de Leclaire ! Œuvre sociale au premier chef qui, à côté de sa découverte du blanc de zinc, lui donne droit à l'Immortalité.

Nous, ses successeurs, avons le devoir de continuer son œuvre, de la maintenir à la tête du monde du Travail.

Nous n'y faillirons pas, en nous inspirant toujours de ses préceptes, de ses idées de Justice et de Bonté et en nous souvenant toujours de sa devise :

Courage, Patience, Persévérance ! (*Applaudissements*).

MESDAMES, MESSIEURS,

Je lève mon verre à la mémoire des Disparus qui luttèrent pour le triomphe du Blanc de Zinc, à ceux, présents, qui combattirent à leur côté et à l'Association du Travail et et du capital. (*Vifs applaudissements*).

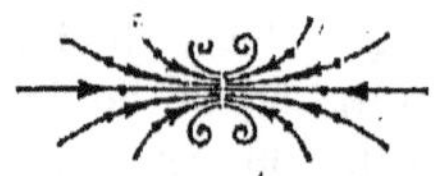

DISCOURS

DE

M. René VIVIANI

Ministre du Travail

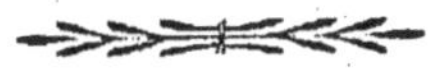

Le Rôle Social de l'Ouvrier

M. René VIVIANI, Ministre du Travail, prit ensuite la parole en ces termes :

CITOYENS,

J'ai accepté sans hésitation l'invitation que vous m'avez adressée. En l'acceptant, je n'ai pas escompté, je vous l'assure, les éloges flatteurs que vous m'avez décernés et que je ne pourrais, sans injustice, laisser se fixer sur ma seule tête. Si j'ai pu obtenir le résultat dont nous nous réjouissons ce soir ; s'il m'a fallu pour cela, pendant trois années, lutter ardemment ; si j'ai dû, à plusieurs reprises, monter à la tribune du Sénat et de la Chambre ; si, enfin, j'ai eu la joie de voir voter au mois de juillet dernier une loi qui délivre des milliers d'êtres humains du fléau invisible, insaisissable et mortel, ce n'est pas moi seul qui ai supporté le poids du fardeau, et je ne veux oublier ici aucun concours, ni celui de l'éminent directeur du travail, M. Arthur Fontaine, ni celui de Breton et de Villejean, à la Chambre ; au Sénat, celui de Daumy, de Pédebidou, aussi celui de Cazeneuve, ni celui de savants illustres, les Berthelot, les Brouardel, les Dieulafoy, les Chantemesse, les Mosny ; ni celui de la Chambre, qui vous fut toujours si favorable, ni celui du Sénat, qui, après avoir résisté, s'est fondu à la fin dans l'unanimité, au lendemain d'une transaction laborieuse et honorable pour tous les partis. (*Applaudissements.*)

Mais je commettrais l'injustice que je voulais éviter tout à l'heure si j'oubliais, par une défaillance de l'esprit qui serait une défaillance du cœur, l'admirable concours que m'a prêté votre Syndicat, à la tête duquel je vois mon ami Craissac, dont c'est bien aussi la fête ce soir. (*Vifs applaudissements*).

Félicitez-vous, citoyens, car vous devez à votre union et à votre discipline une grande part du triomphe; vous la devez aussi à votre noble conception du rôle social qui s'impose à l'ouvrier. Vous avez heureusement concilié deux méthodes qui, loin de s'exclure, se doivent combiner, et qui, si on continuait à les opposer systématiquement l'une à l'autre, couperaient en deux tronçons la classe ouvrière, divisée alors entre elle-même et qui n'offrirait plus à ses amis que le spectacle déconcertant de sa faiblesse. (*Applaudissements.*)

Les deux Doctrines en présence

Qu'est-ce à dire? Et quelles sont ces deux doctrines? Les uns disent à l'ouvrier qu'il est un citoyen, qu'il ne doit jamais se détourner du scrutin municipal et du scrutin législatif, qu'il doit déléguer dans les assemblées délibérantes des hommes prêts à voter les réformes sociales et aussi les autres réformes qui, pour n'être pas spécifiquement ouvrières intéressent les travailleurs, parce qu'ils font partie intégrante de la nation. Ceux-là ont raison. Les autres disent à l'ouvrier qu'il est un syndiqué, qu'il doit aider l'action syndicale et, par elle, conquérir sur le terrain économique des améliorations grandissantes. Ceux-là ont également raison.

Où sont donc ceux qui ont tort? Ce sont ceux qui opposent l'une à l'autre ces formules et veulent obliger la démocratie ouvrière à opter entre elles. Or, cela est impossible. Il serait aussi pernicieux de ne considérer dans l'ouvrier que l'électeur, souverain d'une seconde dans quatre années, occupé seulement à dégager par son vote une formule politique, qu'il serait désastreux de ne considérer l'ouvrier que comme un syndiqué, occupé seulement aux conquêtes économiques et dédaigneux d'une action parlementaire, qui alors, accaparée uniquement par d'autres, non seulement se détournerait de lui, mais risquerait de se retourner contre lui. (*Applaudissements prolongés.*)

L'Action Parlementaire

Qu'est-ce, en effet, qu'une réforme sociale, et quelle idée se fait-on d'elle? Et pour mieux répondre à cette question, j'en pose une autre: Qu'est-ce qu'un Parlement? Le Parlement n'est pas, comme on l'a dit, quelquefois, une double assemblée d'enregistrement, destinée à recevoir les impulsions du dehors sans les contrôler, les vérifier, les discipliner, prompte à y obéir toujours. Et je rappelle, à l'honneur du Parlement, qu'il a dû et qu'il a su prendre autrefois parti, en s'élevant au-dessus des sommations ou de l'inertie des intéressés la première fois, en 1884, en votant la loi syndicale, tant décriée alors, et qui est devenue la charte ouvrière.

Mais si le Parlement n'est pas une double assemblée d'enregistrement, il n'est pas non plus une réunion académique, discutant dans le temps et dans l'espace, à une hauteur où ne se rencontrent pas les difficultés, dédaigneux des contingences, et peu soucieux d'accorder la formule législative avec la réalité brutale. Il est à la fois tout cela...

Or, voilà qu'au dehors du Parlement, par l'action syndicale, par la propagande de la pensée et de la parole, — dont les syndiqués n'ont d'ailleurs pas le monopole, — un fait social se crée. Il s'affirme, il s'étend, il passe le seuil du Parlement Alors, le Parlement donne la parole aux intérêts contraires et, les ayant entendus, met la signature de la France au bas de la loi qui est la transaction nationale. Que fait le Parlement? Il cristallise et rend définitif le fait social, il l'enferme dans l'armature de la loi, il le rend intangible, le soustrait aux rétrogradations qui brisent quelquefois entre les mains des ouvriers la conquête de la veille, et il fait plus : il étend la réforme à tous, si bien que, par son action égalitaire et souveraine, il fait profiter de la loi et ceux qui ont lutté pour l'obtenir et ceux, dont je ne blâme pas l'inertie, faite souvent d'ignorance et de misère, qui n'ont rien fait pour la mériter... Ainsi, qui donc peut dire qu'il faut séparer l'action parlementaire de l'action syndicale ? Qui donc peut avoir intérêt à ce divorce ? Et quels lendemains prépare-t-on aux travailleurs en les obligeant à opter entre deux méthodes dont la réunion est indispensable ? (*Applaudissements*).

L'action syndicale

Vous le savez bien, ouvriers peintres, car c'est votre récente histoire que sous une forme impersonnelle, je viens de narrer. Vous avez par l'action, la propagande, la réunion, la brochure, le journal, appelé l'attention des autres hommes sur les maux dont vous souffriez et qui empoisonnaient votre labeur. Jusque dans leur laboratoire, jusque dans leur cabinet solitaire, les savants ont entendu votre voix, et ils sont devenus, armés de la science, les militants formidables à qui vous devez tant. Les hommes du Parlement vous ont entendus et la réforme fut préparée. La lutte fut dure, nous avons connu les défaites puis la victoire. Et toujours vous êtes restés près de nous. Jamais au lendemain d'une défaite, vous n'avez fait monter vers nous les suspicions et les outrages. Au lendemain de la victoire, vous ne nous avez pas rejetés comme des instruments désormais inutiles. Soyez remerciés pour le noble exemple de fermeté et de la patience que vous avez donné à la classe ouvrière et permettez que le ministre du Travail boive aux travailleurs.

*
* *

Une triple salve d'applaudissements et des acclamations accueillent la fin du magnifique discours prononcé par le Ministre du Travail qui, lorsque le silence est rétabli, déclare la séance levée.

La sortie s'effectue aux accents de l'Hymne national.

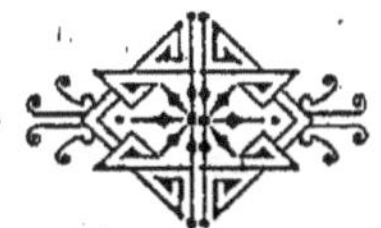

NOTICE

SUR

L'EMPLOI DE L'OXYDE

BLANC DE ZINC

POUR

l'exécution des Travaux de Peinture en Bâtiments

A la veille de l'application des dispositions légales qui interdisent l'usage du blanc de céruse pour l'exécution des travaux de peinture, à l'intérieur comme à l'extérieur des bâtiments, il est nécessaire de donner la plus large publicité aux procédés grâce auxquels les entrepreneurs de peinture qui emploient depuis longtemps l'oxyde blanc de zinc, font des travaux dont la beauté et la solidité leur valent, de la part de leurs architectes et de leurs clients, une fidélité ayant pour conséquence la prospérité toujours croissante de leurs entreprises.

C'est surtout à la maison fondée en 1826 par Jean Leclaire, que nous empruntons les exemples et les formules publiés ci-dessous.

De l'Honnêteté commerciale

La première condition indispensable à la beauté et à la solidité d'une peinture, c'est *la pureté* du produit employé.

Depuis que les pouvoirs publics, pour mettre un terme aux ravages du saturnisme, ont annoncé et pris des mesures contre le blanc de céruse, le marché est inondé d'une multitude de spécialités, qui, sous des dénominations diverses, cachent surtout la présence de 70 à 90 0/0 de sulfate de baryte, matière crayeuse, inerte, sans consistance, dont la valeur varie entre 8 et 12 fr. les cent kilos et dont on trouve ainsi le placement à des prix oscillant entre 40 et 60 fr. pour le même poids.

Il est certain que les travaux exécutés à l'aide de ces produits sont sans solidité, leur emploi, par des entrepreneurs peu scrupuleux, servis par des marchands moins scrupuleux encore, constitue une malfaçon et expose le patron peintre ainsi que le fournisseur à des poursuites judiciaires en vertu de la loi du 1er Août 1905 sur « *la répression des fraudes dans la vente des marchandises* », dont, à titre documentaire, nous reproduisons ici les dispositions relatives au cas précité :

Article premier. — « Quiconque aura trompé ou tenté de « tromper le contractant :

« Soit sur la nature..... la composition et la teneur en « principes utiles *de toutes marchandises* ;

« Soit sur leur espèce ou leur origine lorsque, d'après la « convention ou les usages, la désignation de l'espèce ou de « l'origine faussement attribuées aux marchandises, devra « être considéré comme la cause principale de la vente ;

« Soit sur la quantité des choses livrées ou sur leur « identité par la livraison d'une marchandise autre que la « chose déterminée qui a fait l'objet du contrat ;

« *Sera puni de l'emprisonnement pendant trois mois au « moins et d'un an au plus, et d'une amende de cent francs « (100 fr.) au moins, de cinq mille francs (5.000 fr.) au « plus, ou de l'une de ces deux peines seulement.* »

Il y a de multiples façons de frauder sur la qualité des peintures.

Récemment, il nous était donné d'examiner un cas où l'adjudicataire des peintures d'un Hôtel des Postes avait trouvé le moyen de composer du vert d'eau avec........ de l'ocre jaune teinté à l'aide de vert d'aniline.

Le cahier des charges portait " les peintures seront exécutées au blanc-de-zinc. "

Inutile d'ajouter que trois mois après leur exécution, ces peintures n'existaient plus que pour mémoire.

Il y a encore le procédé qui consiste à " saboter " les apprêts, faire des enduits sans blanc-de-zinc ou à peu près, ne pas donner, mais en la faisant payer quand même, la couche d'impression des plâtres sur lesquels on doit faire des enduits, négliger les lessivages, donner une couche pour deux, etc., etc.

Nous ne saurions trop engager les propriétaires à se se défendre à l'aide de la loi de 1905, contre ces fraudes qui rendent difficile la situation des entrepreneurs honnêtes et créent une fâcheuse réputation à notre corporation.

Avec un travail exécuté honnêtement, l'oxyde blanc de zinc donne des peintures plus belles et plus solides que la céruse, la preuve en a été surabondamment établie.

Le broyage de l'oxyde blanc de zinc

Un bon broyage est une des principales qualités utiles au succès dans l'emploi de l'oxyde de zinc.

Voilà les garanties que les architectes, propriétaires et entrepreneurs doivent exiger de leurs fournisseurs.

L'oxyde blanc de zinc aura été malaxé avec soin à l'aide exclusif de l'huile de pavot, dans la proportion de 20 kilos de cette huile pour 100 kilos d'oxyde blanc de zinc.

La pâte aura été soumise à deux premiers broyages par une broyeuse de quatre cylindres en granit ; puis, au broyage lent par une machine de trois cylindres d'acier et, enfin, à un dernier broyage par une machine de trois gros cylindres en granit.

Exiger ces garanties avec l'affirmation de la pureté du produit sur factures et barils, sera assurer pour la plus grande part, la solidité des travaux et la facilité de l'emploi.

Les fabricants d'oxyde blanc de zinc ne respectant pas ces prescriptions si soigneusement observées à la Maison Leclaire qui fait elle-même ses broyages ; il faut les y contraindre.

La Préparation des Teintes

Voici les proportions généralement usitées à la Maison Leclaire pour la préparation des teintes.

Ces proportions peuvent varier selon le temps, le lieu et la nature des parties à peindre, mais jamais elles ne varient considérablement.

Les modifications parfois utiles sont une affaire de doigté professionnel.

Les chiffres ci-dessous ne sont donnés que pour guider pendant les premières expériences les ouvriers peintres peu familiarisés à l'emploi de l'oxyde blanc de zinc et pour dissiper l'erreur de ceux qui seraient tentés de le préparer comme se préparait le blanc de céruse.

L'habitude du dosage à l'œil et à la main sera bientôt prise par les professionnels qui pendant quelques semaines auront utilisé ces chiffres.

PEINTURES EXTÉRIEURES

Pour UN KILO de Teinte à étendre sur	Couche	Composants	Poids	Total
PLATRE NEUF	IMPRESSION	Oxyde Blanc de Zinc...	0k200	1 kilog.
		Huile de Lin..........	0.750	
		Essence..............	0.040	
		Siccatif zumatique.....	0.010	
	2e COUCHE	Oxyde Blanc de Zinc...	0k700	1 kilog.
		Huile de Lin..........	0.250	
		Essence..............	0.040	
		Siccatif zumatique.....	0.010	
	3e COUCHE	Oxyde Blanc de Zinc...	0k750	1 kilog.
		Huile de Lin..........	0.220	
		Essence..............	0.020	
		Siccatif..............	0.010	

Sur PLATRE déjà peint, mêmes proportions en 2e et 3e couches.

Pour UN KILO de Teinte à étendre sur	Couche	Composants	Poids	Total
BOISERIES NEUVES	IMPRESSION	Oxyde Blanc de Zinc...	0k250	1 kilog.
		Huile de Lin..........	0.350	
		Essence..............	0.370	
		Siccatif zumatique....	0.030	
	2e COUCHE	Oxyde Blanc de Zinc...	0k750	1 kilog.
		Huile de Lin..........	0.160	
		Essence..............	0.060	
		Siccatif zumatique....	0.030	
	3e COUCHE	Oxyde Blanc de Zinc...	0k750	1 kilog.
		Huile de Lin..........	0.170	
		Essence	0.050	
		Siccatif zumatique.....	0.030	

Sur BOISERIES déjà peintes, mêmes proportions en 2e et 3e couches.

PEINTURES INTÉRIEURES

Pour Un Kilo de Peinture à étendre sur	Couche	Composants	Poids	Total
PLATRE NEUF	IMPRESSION	Oxyde Blanc de Zinc...	0k200	1 kilog.
		Huile de Lin..........	0.700	
		Essence..............	0.080	
		Siccatif..............	0.020	
	2e et 3e COUCHES	Blanc de Zinc..........	0k700	1 kilog.
		Huile de Lin	0.200	
		Essence..............	0.080	
		Siccatif..............	0.020	

Sur PLATRE déjà peint mêmes proportions en 2e et 3e couches.

Pour Un Kilo de Peinture à étendre sur	Couche	Composants	Poids	Total
BOISERIES NEUVES	IMPRESSION	Oxyde Blanc de Zinc...	0k300	1 kilog.
		Huile de Lin	0.270	
		Essence..............	0.400	
		Siccatif..............	0.030	
	2e et 3e COUCHES	Oxyde Blanc de Zinc...	0k660	1 kilog.
		Huile de Lin..........	0.220	
		Essence..............	0.100	
		Siccatif..............	0.020	

Sur BOISERIES déjà peintes mêmes proportions en 2e et 3e couches.

Les peintures mates

Nous devons consacrer aux peintures mates, un chapitre spécial.

C'est une erreur généralement répandue qu'avec l'oxyde blanc de zinc, on ne peut pas faire de ces peintures mates dont on dit qu'elles sont les plus belles mais aussi les plus difficiles à réussir.

Nous avons observé la préparation des teintes telle qu'elle est généralement faite à la maison Leclaire, pour les deux dernières couches en mat.

L'avant-dernière couche est ainsi composée :

Pour obtenir environ 50 kilos de teinte, on prend 40 kilos d'oxyde blanc de zinc, 6 litres 1/2 d'huile de lin, 2 litres 1/2 d'essence et 500 grammes de siccatif liquide à base de manganèse.

La dernière couche est ainsi composée :

40 kilos d'oxyde blanc de zinc, 6 litres 1/2 d'essence, 2 litres 1/2 d'huile de lin et 130 grammes de siccatif.

En d'autres termes, les proportions d'huile et d'essence se renversent pour l'avant-dernière et la dernière couche.

Trois-quarts d'huile, et un quart d'essence à l'avant-dernière couche.

Détail important, laisser sécher cette couche pendant sept à huit jours environ, ni plus ni moins, puis peindre en dernière couche avec une teinte *moins siccative* et délayée avec un liquide composé d'un quart d'huile et de trois-quarts d'essence.

Eviter de chauffer la teinte en l'étendant et craindre moins la corde (qui disparaît dans le mat) que le moiré. Si les parties à peindre atteignent 2 mètres carrés, ne pas croiser à la brosse plate, se contenter de la passer légèrement une seule fois, dans le sens du trait.

On obtient ainsi des mats qui peuvent rivaliser victorieusement avec tout ce qui a été fait de plus beau en ce genre difficile.

Les Enduits

Pour la préparation des enduits, la formule que voici est utilisée à la maison Leclaire dont les enduits sont très réputés.

Pour les enduits maigres en prenant pour base un poids

de 50 kilos de blanc de Meudon, on doit préparer sa teinte de liquéfaction de la façon suivante :

65 kilos oxyde de zinc, 6 litres d'huile de lin, 10 litres d'essence, 1 litre de siccatif liquide.

C'est surtout, par la proportion d'oxyde blanc de zinc qui entre dans sa composition, que l'enduit acquiert ses qualités de solidité et de facilité pour l'emploi.

Les enduits gras se préparent ainsi ; pour 50 kilos de blanc de Meudon, on fait entrer dans la teinte de liquéfaction.

35 kilos d'oxyde blanc de zinc, 30 litres d'huile de lin 1 litre siccatif liquide.

Telles sont les formules, à la faveur desquelles nul ouvrier peintre, nul entrepreneur, n'éprouvera de déboires mais recueillera au contraire, de grandes satisfactions.

BIBLIOTHÈQUE NATIONALE R.F. IMPRIMÉS

Imprimerie Coopérative Ouvrière Vannetaise
36, Rue du Mené, Vannes (Morbihan).

Table des Matières

A cette Brochure sont joints : 1[r] Le texte en placard du Décret du 18 Juillet 1902, qui réglemente l'usage de la Céruse jusqu'au 20 Juillet 1914.

2° Le texte en placard de la Loi de 1909, qui interdit l'usage de la Céruse pour l'exécution des Travaux de Peinture en Bâtiments, à partir du 20 Juillet 1914.

d
d

d'

e
d

bl
li

I

o
m

AFFICHE D'INTÉRIEUR

Ministère du Commerce, de l'Industrie, des Postes et des Télégraphes

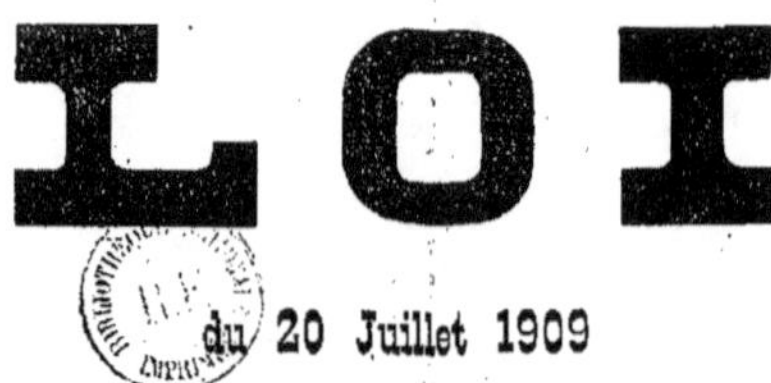

LOI

du 20 Juillet 1909

sur l'emploi de la CÉRUSE dans les travaux de Peinture exécutés tant à l'extérieur qu'à l'intérieur des bâtiments

Le Sénat et la Chambre des Députés ont adopté,

Le Président de la République promulgue la loi dont la teneur suit :

ARTICLE PREMIER

Dans les ateliers, chantiers, bâtiments en construction ou en réparation et généralement dans tout lieu de travail où s'exécutent des travaux de peinture en bâtiments, les chefs d'industrie, directeurs ou gérants sont tenus, indépendamment des mesures prescrites en vertu de la loi du 12 juin 1893 sur l'hygiène et la sécurité des travailleurs, de se conformer aux prescriptions suivantes.

ART. 2

A l'expiration de la cinquième année qui suivra la promulgation de la présente loi, l'emploi de la céruse, de l'huile de lin plombifère et de tout produit spécialisé renfermant de la céruse, sera interdit dans tous les travaux de peinture, de quelque nature qu'ils soient exécutés par les ouvriers peintres, tant à l'extérieur qu'à l'intérieur des bâtiments.

ART. 3

Un règlement d'administration publique, rendu après avis du comité consultatif des Arts et Manufactures et de la Commission d'Hygiène industrielle, indiquera, s'il y a lieu, les travaux spéciaux pour lesquels il pourra être dérogé aux dispositions précédentes.

ART. 4

Les inspecteurs du travail sont chargés d'assurer l'exécution de la présente loi. A cet effet, ils ont entrée dans tous les établissements spécifiés à l'article 1er. Toutefois, dans le cas où les travaux de peinture sont exécutés dans des locaux habités, les inspecteurs ne pourront pénétrer dans ces locaux qu'après y avoir été autorisés par les personnes qui les occupent.

ART. 5

Les articles 5, 7, paragraphes 1er et 3, 9 et 12, de la loi du 12 juin 1893, sont applicables à la constatation des contraventions prévues par la présente loi, ainsi qu'à leur répression.

La présente loi, délibérée et adoptée par le Sénat et la Chambre des Députés, sera exécutée comme loi de l'État.

Fait à Paris, le 20 juillet 1909.

A. FALLIÈRES.

Par le Président de la République,

Le Ministre du Travail et de la Prévoyance sociale,

RENÉ VIVIANI.

Éditeur, L. VIAU, 1, rue Jacques Cartier, PARIS (18e).

AFFICHE D'INTÉRIEUR

Ministère du Commerce, de l'Industrie, des Postes et des Télégraphes

DÉCRET

B.E.

DU 18 JUILLET 1902

règlementant l'emploi de la Céruse dans les travaux de peinture en bâtiment

Le Président de la République française,

Sur le rapport du Ministre du Commerce, de l'Industrie, des Postes et Télégraphes ;

Vu l'article 3 de la loi du 12 juin 1893 ainsi conçu :

« Des règlements d'administration publique, rendus après avis du Comité consultatif des Arts et Manufactures, détermineront :

« 1° Dans les trois mois de la promulgation de la présente loi, les mesures générales de protection et de salubrité applicables à tous les établissements assujettis, notamment en ce qui concerne cerne l'éclairage, l'aération ou la ventilation, les eaux potables, les fosses d'aisance, l'évacuation des poussières et vapeurs, les précautions à prendre contre les incendies, etc... ;

« 2° Au fur et à mesure des nécessités constatées, les prescriptions particulières relatives soit à certaines industries, soit à certains modes de travail ;

« Le Comité consultatif d'hygiène publique de France sera appelé à donner son avis en ce qui concerne les règlements généraux prévus au paragraphe 2 du présent article. »

Vu l'avis du Comité consultatif des Arts et Manufactures ;

Le Conseil d'État entendu,

Décrète :

ARTICLE PREMIER.

La céruse ne peut être employée qu'à l'état de pâte dans les ateliers de peinture en bâtiment.

ART. 2.

Il est interdit d'employer directement avec la main les produits à base de céruse dans les travaux de peinture en bâtiment.

ART. 3.

Le travail à sec au grattoir et le ponçage à sec des peintures au blanc de céruse sont interdits.

ART. 4.

Dans les travaux de grattage et de ponçage humides, et généralement dans tous les travaux de peinture à la céruse, les chefs d'industrie devront mettre à la disposition de leurs ouvriers des surtouts exclusivement affectés au travail, et en prescriront l'emploi Ils assureront le bon entretien et le lavage fréquent de ces vêtements.

Les objets nécessaires aux soins de propreté seront mis à la disposition des ouvriers sur le lieu même du travail.

Les engins et outils seront tenus en bon état état de propreté, leur nettoyage sera effectué sans grattage à sec.

ART. 5

Les chefs d'industrie seront tenus d'afficher le texte du présent décret dans les locaux où se font le recrutement et la paye des ouvriers.

ART. 6

Le Ministre du Commerce, de l'Industrie, des Postes et des Télégraphes est chargé de l'exécution du présent décret qui sera inséré au *Bulletin des Lois* et au *Journal Officiel* de la République française.

Fait à Paris, le 18 juillet 1902.

ÉMILE LOUBET.

Par le Président de la République :

Le Ministre du Commerce, de l'Industrie, des Postes et des Télégraphes,

GEORGES TROUILLOT.

Éditeur, L. VIAU, 1, rue Jacques Cartier, PARIS (18e).

L. VIAU

ÉDITEUR

1, Rue Jacques-Cartier, 1

PARIS (18e)

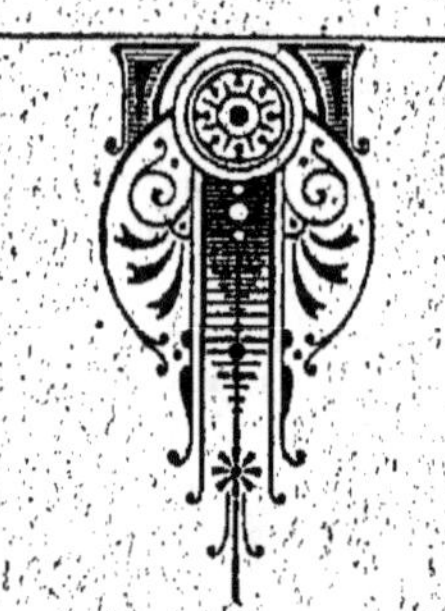

www.ingramcontent.com/pod-product-compliance
Lightning Source LLC
LaVergne TN
LVHW012018160826
845678LV00002B/895